BEI GRIN MACHT SICH IHR WISSEN BEZAHLT

AF167888

- Wir veröffentlichen Ihre Hausarbeit,
  Bachelor- und Masterarbeit

- Ihr eigenes eBook und Buch -
  weltweit in allen wichtigen Shops

- Verdienen Sie an jedem Verkauf

Jetzt bei www.GRIN.com hochladen und kostenlos publizieren

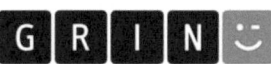

Die Anfänge der Pille in Deutschland. Euphorie und Skepsis in den 1960er bis 1980er Jahren

Lisa Charlotte Hartmann

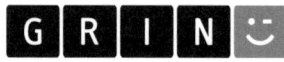

Bibliografische Information der Deutschen Nationalbibliothek:

Die Deutsche Nationalbibliothek verzeichnet diese Publikation in der Deutschen Nationalbibliografie; detaillierte bibliografische Daten sind im Internet über http://dnb.d-nb.de abrufbar.

ISBN: 9783346816504
Dieses Buch ist auch als E-Book erhältlich.

© GRIN Publishing GmbH
Nymphenburger Straße 86
80636 München

Druck und Bindung: Books on Demand GmbH, Norderstedt Germany
Gedruckt auf säurefreiem Papier aus verantwortungsvollen Quellen

Das Buch bei GRIN: https://www.grin.com/document/1326699

Die Anfänge der Pille in Deutschland –

Euphorie und Skepsis in den 1960er bis 1980er Jahren

Lisa Charlotte Hartmann

Studienort: Frankfurt am Main

Studiengang: Physician Assistance berufsbegleitend (B.Sc.)

Einreichungsdatum: 12.03.2021

Inhaltsverzeichnis

Abbildungsverzeichnis

1 Einleitung

In diesem Sommer feiert die Pille in Deutschland ihren 60. Geburtstag. Sie ist hier das am häufigsten genutzte Verhütungsmittel und jede dritte Frau im gebärfähigen Alter nimmt sie regelmäßig ein (vgl. Wiegratz und Thaler 2011, S. 495).

In den Jahren seit ihrer Einführung in den deutschen Markt gilt sie auch als Initiator vieler gesellschaftlich wichtiger Prozesse.

Die vorliegende Hausarbeit setzt sich mit der gesellschaftlichen Kontroverse rund um die Einführung der Pille in Deutschland auseinander.

Beleuchtet werden die 1960er bis 1980er Jahre, da vor allem in diesen Jahrzehnten die Pille Auslöser gesellschaftlicher Diskussionen und Veränderungen ist.

Zunächst erfolgt eine Einführung in das Thema mit einer Definition, einer Beschreibung der Anwendung und den möglichen Nebenwirkungen der Pille. Anschließend werden ihre Anfänge seit der Markteinführung in Deutschland beschrieben und auf die historisch mit ihr verbundenen Entwicklungen eingegangen. Danach erfolgt der Übergang in die 1970er und 1980er Jahre sowie die mit dem Verhütungsmittel und dessen Image in Verbindung stehenden gesellschaftlichen Prozesse.

Das Ziel dieser Hausarbeit besteht darin, genannte Gegensätze der behandelten Jahrzehnte aufzuzeigen, gegenüberzustellen und daraus die gesellschaftlich historische Bedeutung der Pille seit ihren Anfängen in Deutschland herauszuarbeiten.

2 Definition, Anwendung und mögliche Nebenwirkungen

Die Begriffe „Pille" oder auch „Anti-Baby-Pille" werden im Volksmund für ein hormonelles orales Verhütungsmittel (Kontrazeptivum) verwendet, welches den Eisprung im weiblichen Zyklus unterdrückt und so eine Schwangerschaft verhindert. Mittlerweile gibt es im Vergleich zu den Anfängen der hormonellen Verhütung ein breites Spektrum an Produkten, die sich jedoch in ihrer Wirkung kaum voneinander unterscheiden.

Die herkömmliche Pille ist ein Hormonpräparat aus synthetisch hergestelltem Östrogen und Gestagen in unterschiedlicher Dosierung und Zusammensetzung, welches bei regelmäßiger Einnahme und korrekter Anwendung eines der sichersten Mittel für die Empfängnisverhütung darstellt (vgl. Wolff und Stute 2013).

Die Einnahme der Pille beginnt am ersten Zyklustag, d.h. am ersten Tag der Menstruation. Damit ist bereits vom ersten Tag der Einnahme an ein voller Empfängnisschutz gegeben. Jedes Präparat stellt den weiblichen Zyklus auf exakt 28 Tage ein. Vom 21. bis zum 28. Tag erfolgt bei der herkömmlichen Pille eine Pausierung der Einnahme, in der jedoch weiterhin der volle Schutz vor einer Schwangerschaft gegeben ist.

In diesem Zeitraum findet normalerweise eine Abbruchblutung statt, welche durch den Hormonentzug ausgelöst wird. Unabhängig davon, ob diese erfolgt ist, beginnt die nächste Einnahme wieder am 29. Tag, der gleichzeitig der erste Tag des neuen Pillenzyklus ist.

Da bei der Pille wie bei jedem anderen Medikament Kontraindikationen und mögliche Nebenwirkungen bestehen, ist eine umfassende Anamnese und ein Aufklärungsgespräch mit dem behandelnden Frauenarzt oder der Frauenärztin vor Beginn der Einnahme obligatorisch. Der Anwenderin sollte dabei der Nutzen des Mittels deutlich gemacht werden, aber auch dessen Risiken für den Körper, damit diese im Endeffekt in der Lage ist, eine fundierte Entscheidung über die Einnahme treffen zu können.

Häufige positive und erwünschte Nebeneffekte des Hormonpräparats sind unter anderem abgemilderte Regelbeschwerden, die Planbarkeit der Menstruation und bei unreiner Haut ein meist deutlich verbessertes Hautbild. Aufgrund dessen wird in manchen Fällen auch jungen Frauen ohne die Hauptindikation der Empfängnisverhütung die Pille verschrieben, um damit eben diese Beschwerden zu behandeln.

Mögliche negative Nebenwirkungen sind indessen eine Gewichtszunahme, Libidoverlust, Erbrechen und Übelkeit, Zwischenblutungen und Spannungsgefühle in den Brüsten. Des Weiteren kann die Pille Auswirkungen auf das Herz-Kreislauf-System haben, weshalb die Einnahme nur Frauen empfohlen wird, die diesbezüglich gesund sind. Thrombosen und Embolien, die durch das Verhütungsmittel verursacht werden, sind ebenfalls möglich, aber selten, sofern in diesem Zusammenhang keine familiäre oder durch Rauchen hervorgerufene Vorbelastung besteht. Andernfalls wird von der Einnahme dringend abgeraten (vgl. Gesundheitsportal 2019, online).

Bei den möglichen Nebenwirkungen kommt es auch auf die Dosierung der verschiedenen Hormone im Präparat an.

3 Die Einführung der Pille in Deutschland

3.1 Erste Reaktionen auf die Markteinführung

Im Jahr 1960 kommt die Pille erstmals in den Vereinigten Staaten auf den Markt.

Da das Medikament dort sehr gut ankommt, macht sich das Pharmaunternehmen „Schering AG" in Berlin an die Entwicklung eines europäischen Präparats, was ihnen auch gelingt (vgl. Sieg 1996, S. 135). Am 01.06.1961 wird die Pille schließlich auch in den deutschen Markt eingeführt. Das Produkt heißt „Anovlar", was ein zusammengesetztes Wort aus den Silben „An" (eine griechische Verneinungsform) und „Ovlar" (Anlehnung an den Begriff Ovulation) ist. Der Name des Medikaments beschreibt damit bereits die Wirkung, nämlich den bei der Einnahme ausbleibenden Eisprung (vgl. Sieg 1996, S. 143).

Obwohl die Pille einen großen Meilenstein beim Thema Schwangerschaftsverhütung darstellt, wird sie in den ersten Jahren aufgrund von Skepsis und Vorurteilen nur sehr zögerlich
von der deutschen Bevölkerung angenommen. Die allgemeinen Vorbehalte bewirken, dass
das Verhütungsmittel anfänglich unter dem Deckmantel der Minderung von Menstruations-
beschwerden vermarktet wird und es erst einmal nur für verheiratete Frauen verfügbar ist.
In der Zeitung taucht immer wieder der negativ konnotierte Begriff „Anti-Baby-Pille" auf,
welcher sich in den Köpfen der Menschen festsetzt und sich dort bis heute hält (vgl. Asbell
1998, S. 220).

Weitere Gründe für die anfänglich zögerliche Akzeptanz sind die Tatsachen, dass die The-
matisierung von Sexualität immer noch ein großes Tabu darstellt und darüber hinaus die
Wirkungsweise der Pille viele Frauen abschreckt, da sie unsichtbar auf den Körper wirkt
(vgl. Sieg 1996, S. 141). Viele deutsche Bürger sind demnach zunächst skeptisch hinsicht-
lich der Fragestellung, ob die Pille für die breite Bevölkerung verfügbar gemacht werden
sollte (s. Abb. 1).

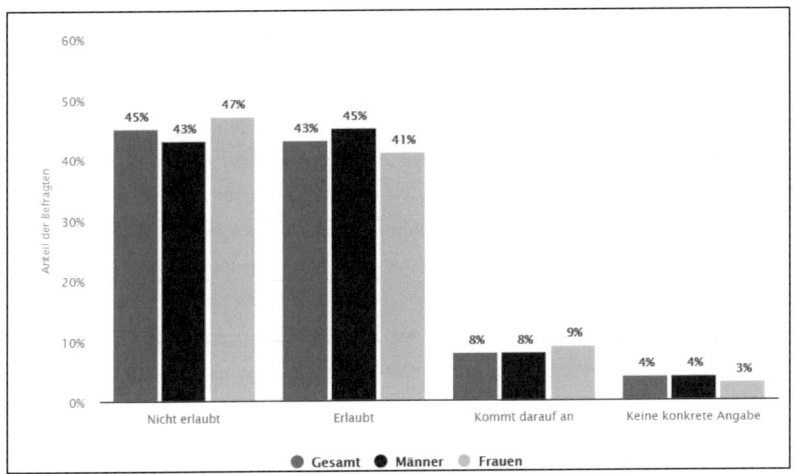

Abb.1: Umfrage von 1963: Legalisierung der Anti-Baby-Pille in Deutschland
Quelle: IfD Allensbach, Umfrage aus dem Sommer 1963 in Deutschland; 1.000 Befragte; ab 16 Jahre
(aufbereitet durch / zitiert nach Statista 2021a)

An dem gezeigten Diagramm wird deutlich, dass die Meinungen über die freie Verfügbarkeit der Pille kurz nach ihrer Markteinführung sehr weit auseinander gehen. Auffällig ist
außerdem, dass zum Zeitpunkt der Befragung mehr Frauen gegen eine Legalisierung der
Pille sind als dafür.

Des Weiteren kommt Anfang der 60er Jahre das Sedativum „Contergan" als neues Wun-
dermittel gegen die Beschwerden im ersten Trimester einer Schwangerschaft auf den

europäischen Markt, welches im Nachhinein verheerende Auswirkungen auf die noch ungeborenen Kinder hat. Tausende Neugeborene kommen mit fehlenden Gliedmaßen zur Welt, davon auch zahlreiche in Deutschland. Diese Fälle und die damit verbundene Angst vor neuen Medikamenten wirken sich ebenfalls negativ auf den Verkauf der Pille in Deutschland aus (vgl. Asbell 1998, S 353). So bleiben die deutschen Verkaufszahlen erst einmal weit hinter denen in England und in den USA.

Doch trotz der großen Skepsis und den vielen Stimmen in der Gesellschaft, die sich gegen die Pille aussprechen, beginnt mit ihrer Markteinführung langsam ein gesellschaftlicher Wandel, der in den darauffolgenden Jahren immer mehr Gestalt annimmt.

3.2 Die Pillenrevolution – gesellschaftlicher Mentalitätswandel

Die 1960er Jahre zeichnen sich noch heute durch wichtige Prozesse wie beispielsweise die 68er Studentenbewegung aus. Die Gesellschaft verändert sich merklich und damit auch ihre Einstellung zur Sexualität, die nun in noch nie da gewesenem Maße in der Öffentlichkeit thematisiert und auch vermarktet wird.

Zu Beginn des Jahrzehnts ist Geschlechtsverkehr, der nicht in Verbindung mit Ehe und Familie steht, ein Tabuthema und mit der großen Angst vor einer unehelichen Schwangerschaft verbunden (vgl. Keldenich 2002, S. 109). Derartige Fälle ruinieren damals unter Umständen das gesellschaftliche Ansehen einer ganzen Familie.

Die Einführung der Pille und die damit verbundene Tatsache, dass nun Sexualität nicht mehr zwingend mit Fortpflanzung verbunden ist, verändert die Gesellschaft und formt eine Protestbewegung. Dabei prallen alte, konservative und neue, moderne Weltanschauungen aufeinander: Während die älteren Generationen die Pille für die Verwilderung der Moral und den allmählichen Verfall der Sitten verantwortlich macht, gibt sie für viele Jugendliche und Studenten den Anstoß, ihre sexualmoralischen Grenzen auszutesten. Sie fordern die freie Verfügbarkeit der Pille, was für einen Großteil der älteren, christlich geprägten Bevölkerung einer Provokation gleichkommt (vgl. Furchheim 2000, S. 14).

Mit dem Ruf nach sexueller Selbstbestimmung wächst die Besorgnis bei den Kritikern der Pille, die sich in ihrer Moral und ihren Werten bedroht fühlen und einen Missbrauch des Verhütungsmittels prophezeien (vgl. Keldenich 2002, S. 91).

Eine 1968 durchgeführte Umfrage darüber, ob sich die allgemeine Moral durch die Anti-Baby-Pille verschlechtert, verdeutlicht die bei vielen herrschende Besorgnis (s.Abb.2).

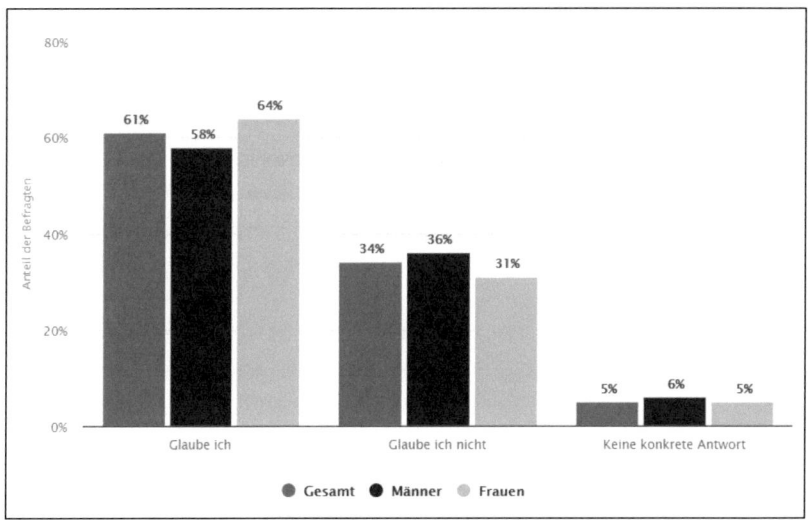

Abb.2: Umfrage von 1968: Verschlechterung der Moral durch Anti-Baby-Pille
Quelle: IfD Allensbach; Umfrage aus dem Juni 1968 in Deutschland; 2.000 Befragte; ab 16 Jahre
(aufbereitet durch / zitiert nach Statista 2021b)

In Abbildung 2 sieht man deutlich das vergleichsweise schlechte Image, welches die Pille, sieben Jahre nach ihrer Markteinführung in Deutschland, weiterhin besitzt. 1968 deklariert die UNO zwar das Recht auf selbstverantwortete Empfängnisregelung, jedoch scheitert deren tatsächliche Umsetzung vor allem an eben jener gesellschaftlichen Befangenheit (vgl. Blume 1982, S. 47).

Doch trotz der vielen Bedenken verbreitet sich das Verhütungsmittel und die mit ihm verbundene Euphorie und Begeisterung allmählich in der Bevölkerung, denn es ermöglicht eine bisher nie gekannte freie Sexualität ohne Angst vor Schwangerschaft oder Abtreibung. Sowohl Frauen als auch Männer entdecken darin die Chance für ein entspannteres, selbstbestimmtes Leben (vgl. Keldenich 2002, S. 91).

Schon bald ist die Pille für den Großteil der jungen Generation der Anstoß für eine regelrecht enthemmte Sexualität. Dies wird durch den neu eingeführten Sexualkundeunterricht in der Schule noch unterstützt (vgl. Sieg 1996, S. 142). Daraus entsteht ein immer größer werdender Konflikt zwischen vielen Eltern und ihren Kindern, deren Ansichten sich sehr voneinander unterscheiden. Denn die Pille ermöglicht ein eigenes, nicht durch die Eltern kontrolliertes Sexualleben, was bis zu diesem Zeitpunkt so nicht möglich gewesen war. Diese Chance zur Selbstbestimmung veranlasst viele Jugendliche, sich vom Elternhaus loszulösen (vgl. Theweleit 1996, S. 33f.).

Die familiären Konflikte werden noch geschürt, da die Elterngeneration durch den nicht lange zurückliegenden Zweiten Weltkrieg mit ganz anderen Werten und Problematiken aufwuchs als nun ihre Kinder in der Generation der „Babyboomer".

Während viele Eltern weiterhin regelrecht verkrampft versuchen, Sexualität zu verheimlichen, wird dergleichen von deren Kindern immer mehr in Frage gestellt.

Der Konflikt zwischen Jung und Alt gipfelt in der 68er Studentenbewegung, deren Ziel es ist, sich anders zu entwickeln als die eigenen Eltern (vgl. Theweleit 1996, S. 30f.).

Einen Anteil daran hat sicher auch die Pille, welche die bis dahin herrschende Verschwiegenheit über jegliche Form von Sexualität untergräbt.

In den Jahren nach ihrer Einführung in den deutschen Markt gewinnt die Neugierde nach modernen, unbekannten Dingen in vielen Bereichen des Lebens von jungen Leuten immer mehr an Bedeutung, wovon auch die Pille profitiert. Zum Ende des Jahrzehnts ist sie allgegenwärtig und in der Mitte der Gesellschaft angekommen.

4 Kontroversen der 1970er und 1980er Jahre

Im Verlauf der 1970er Jahre erfährt das öffentliche Image der Pille einen erneuten Wandel.

Das Hormonpräparat, welches in den 1960er Jahren noch den Anstoß für die Durchsetzung sexueller Freiheit und Selbstbestimmung lieferte und sich gesellschaftlich etablierte, wird nun erneut zunehmend kritisch betrachtet, hinterfragt und sogar abgelehnt.

Frauen fühlen sich zunehmend von Ärzten, der Gesellschaft und dem männlichen Geschlecht auf die Funktion der Fortpflanzung reduziert (vgl. Furchheim 2000, S. 14), denn sie tragen mit Einnahme der Pille das alleinige Risiko. Dies belastet viele von ihnen sowohl physisch als auch psychisch. Währenddessen tritt der Mann jedwede Verantwortung in Bezug auf die Verhütung und mögliche Konsequenzen des Geschlechtsverkehrs an die Frau ab. Die alternative Möglichkeit einer Durchtrennung der Samenleiter ist für viele von ihnen keine Option (vgl. Goettle 1996, S. 184).

Die aufkommenden Zweifel werden von medizinischer Seite verstärkt, da nun nach einem Jahrzehnt der Existenz der Pille immer mehr Nebenwirkungen, vor allem nach Langzeitanwendung, sichtbar werden. Diverse Ärzte äußerten schon in den frühen Jahren Zweifel an dem Präparat, da bereits ein paar Monate nach der Markteinführung zahlreiche Fälle von Thrombosen und Embolien nach regelmäßiger Einnahme der Pille auftraten (vgl. Jütte 2003, S. 319).

Viele Frauen, welche anfänglich noch von ihrer lebensverändernden Wirkung begeistert waren, beginnen nun, genau diese zu hinterfragen. Die Belastung der Gesundheit und die nicht absehbaren Folgen für den weiblichen Körper stehen in der Kritik (vgl. Bretschneider 2006, S. 53).

Dies nehmen viele Frauen zum Anlass, ihre hormonelle Verhütung komplett abzusetzen, da sie jene allmählich als beeinträchtigend und gesundheitsschädigend empfinden. Es wird immer klarer, dass die anfänglich produzierten Pillen zu hoch dosiert und die durch sie im weiblichen Körper verursachten oder noch zu erwartenden Schäden nicht mehr absehbar sind (vgl. Theweleit 1996, S. 45ff.). Denn obwohl es mittlerweile einige Firmen gibt, die das Hormonpräparat herstellen, ist ihre Zusammensetzung und Dosierung weiterhin ähnlich bzw. seit der Markteinführung kaum verändert worden.

Viele Frauen sind besorgt über die körperlichen Folgen des Verhütungsmittels, welches sie teilweise schon jahrelang einnehmen. Die dadurch aufgeworfenen Fragen zum Risiko der Pille für die Gesundheit der Frau können weder ihre Hersteller noch die Ärzte mit Gewissheit beantworten.

Allerdings reagieren viele Anbieter mit einer veränderten Kommunikations- und Marketingstrategie, womit die Produkte in ein besseres Licht gerückt werden sollen. Mit wenig Erfolg, zum Ende des Jahres 1986 wird „Anovlar" schließlich wegen geringer Verkaufszahlen aus dem Handel genommen, da immer mehr Frauen wieder auf natürliche Arten der Verhütung setzen (vgl. Sieg 1996, S. 142f.).

Indes fällt ein massiver Geburtenrückgang sowohl in Deutschland als auch in ganz Europa auf, für welchen viele die Pille verantwortlich machen. Das Phänomen wird sogar als „Pillenknick" bezeichnet. Da jedoch bereits zu Beginn des 20. Jahrhunderts die Tendenz zu kleineren Familien, mehr berufstätigen Frauen und Änderungen im Konsumverhalten ging, ist es mittlerweile bewiesen, dass die Pille nicht der alleinige Grund für den Rückgang der Geburten ist (vgl. Goettle 1996, S. 189). Dennoch ist sie trotz allem für ihre Kritiker und Kritikerinnen weiterhin ein Krisensymbol, welches gültige Rollenbilder und Normen unwiderruflich verändert (vgl. Keldenich 2002, S. 104).

In ganz Deutschland sind die Meinungen nach wie vor zwiegespalten in Bezug auf die Einnahme des Kontrazeptivums. Bei all der Kritik gibt es weiterhin auch eine große Gruppe von Befürwortern des Mittels, die darin die Möglichkeit sehen, das Leben nach eigenen Wünschen zu gestalten. In den 1970er Jahren entdecken viele Frauen in ihm ebenso die Chance zur Planungshoheit und eigenen Verwirklichung innerhalb des Berufs und/oder der Familie, womit ungeahnte gesellschaftliche Veränderungen einhergehen, die weit über die Intention der ursprünglichen Entwicklung des Verhütungsmittels – der Schwangerschaftsvermeidung – hinaus geht (vgl. Goettle 1996, S. 192).

Trotz aller Kontroversen und Diskussionen um die Pille, welche sich seit ihrer Einführung bis in die heutige Zeit ziehen, ist sie trotz allem seit spätestens 1980er Jahren ein gewohnter und von Frauen häufig genutztes Verhütungsmittel und damit Bestandteil des Alltags.

5 Gegenüberstellung der Jahrzehnte

Das Ziel dieser Hausarbeit ist es, die Gegensätze der 1960er Jahre im Vergleich zu den 1970er bis 1980er Jahren in Bezug auf die gesellschaftliche Entwicklung durch die Pille in Deutschland aufzuzeigen.

Während sie in den 1960er Jahren zum Befreiungssymbol einer ganzen Generation wurde, überschatteten in den 1970er bis 1980er Jahren ihre Nebenwirkungen und die Frage nach der großen Verantwortung für die Frau das Image des Hormonpräparats.

Einerseits lieferte die Pille in den ersten Jahren nach ihrer Markteinführung den Anstoß für viele junge Menschen, aus den seit Jahrhunderten vorherrschenden Moralvorstellungen und Rollenbildern auszubrechen, indem sie sich und die eigene Sexualität neu entdeckten.

Andererseits wandelte sich die zu Beginn der 1970er Jahre noch währende Euphorie mit der Zeit in Skepsis um, aufgrund der auftretenden Nebenwirkungen und bemerkten körperlichen Veränderungen bei manchen Anwenderinnen. Des Weiteren fühlte sich die Frau durch die von der Pille übertragene alleinige Verantwortung für jegliche Folgen des Geschlechtsverkehrs zunehmend belastet. Es stellte sich also im Nachhinein heraus, dass die Pille doch nicht für alle die perfekte Lösung bei der Empfängnisverhütung darstellte.

Somit kann man sagen, dass die 1960er Jahre im Vergleich zu den 1970er bis 1980er Jahren eine fast gegensätzliche Entwicklung bei den vorherrschenden Meinungen in Bezug auf die Pille aufzeigen.

In beiden gegenüberstehenden Zeitabschnitten gab es sowohl Befürworter als auch Gegner der Pille. In den 1960er Jahren war vor allem die junge Generation klarer Befürworter des Kontrazeptivums, da diese sich dadurch sexuell frei ausleben konnte.

Gegner der Pille war zu der Zeit die ältere Generation, die in dem Mittel den Verfall der Sitten und die Zerstörung ihrer bisherigen Weltanschauung sahen.

In diesem Jahrzehnt sind die Meinungen also relativ klar voneinander abzugrenzen. Das Hormonpräparat war im Verlauf ein Grund für den Konflikt zwischen Jung und Alt aufgrund der gesellschaftlichen Veränderungen, die es mit sich brachte.

In den 1970er und 1980er Jahren hingegen waren die Ansichten in Bezug auf die Pille nicht mehr so eindeutig; aufgrund neuer Entwicklungen und medizinischer Erkenntnisse.

Viele Frauen begannen nun, das Risiko der Einnahme des Mittels gegenüber dessen Nutzen für sich abzuwägen und kamen teilweise zu dem Schluss, dieses sei zu hoch. Unterstützt wurden die aufkommenden Zweifel davon, dass zu dieser Zeit die möglichen Risiken und Nebenwirkungen der Pille in immer größerem Maße bekannt wurden.

Dem gegenüber standen nun aber sowohl Frauen als auch Männer, die in dem Mittel weniger den Grund für eine enthemmte Sexualität als mehr die Chance für eine selbstbestimmte Lebens- und Berufsplanung sahen und es aufgrund dessen weiterhin für sich nutzten.

Abschließend ist festzuhalten, dass die gesellschaftlichen Kontroversen und Umbrüche, die durch die Pille besonders in den ersten dreißig Jahren nach Einführung hervorgerufen wurden, bis heute die Sicht auf die hormonelle Verhütung in Deutschland prägen.

6 Fazit

Wenngleich mit der Zeit die anfängliche Begeisterung über die Pille und deren Möglichkeiten durch gesellschaftliche Widerstände und auftretende Nebenwirkungen verblasste, kann man feststellen, dass sich die Pille trotz aller Hindernisse in Deutschland etabliert hat. Sie trug wesentlich dazu bei, gesellschaftliche Umbrüche und Kulturwandel beim Frauenbild voranzutreiben.

Das dank des Verhütungsmittels aufgebaute Selbstvertrauen vieler Frauen blieb bestehen. Die Tatsache, dass mit ihm Lebens- und Familienplanung, Karriere und sexuelle Selbstbestimmung für sowohl Frauen als auch Männer möglich waren und sind, ist nicht zu leugnen. Nichtsdestotrotz sind bis heute die negativen Effekte auf den Körper der Frau nicht außer Acht zu lassen.

Wenn man mit dem zeitlichen Abstand der Gegenwart auf die unmittelbaren Jahrzehnte nach Einführung der Pille in Deutschland blickt, kann man mit Sicherheit sagen, dass dieses Ereignis nachträglich unsere Gesellschaft und deren Strukturen grundlegend veränderte. Grundsätzlich wurde durch die Erfindung der Pille ein gesellschaftlicher Fortschritt im Hinblick auf Sexualität, Autonomie und Feminismus befördert, der ohne sie wohl nicht möglich gewesen wäre. Das Hormonpräparat ist und bleibt trotz seiner Schattenseiten ein fester Bestandteil des Alltags der meisten Frauen, sowohl in Deutschland als auch in vielen anderen Ländern der Welt.

Literaturverzeichnis

Asbell, B. (1998): *Die Pille und wie sie die Welt veränderte*. Frankfurt am Main: Fischer-Taschenbuch-Verl. (Fischer Die Frau in der Gesellschaft, 13662).

Blume, A. (1982): *Was noch vor der Liebe kommt - Empfängnisverhütung*. Methoden, Erfahrungen, Entscheidungshilfen. 3. Aufl. München: Mosaik-Verlag.

Bretschneider, U. (2006): *Antibaby-Pille und "Sexuelle Revolution"*. In: M. Metz-Becker (Hg.): *Wenn Liebe ohne Folgen bliebe*. Zur Kulturgeschichte der Verhütung. Marburg: Jonas-Verl., S. 50-73.

Furchheim, B. (2000): *Ersehnt, bejubelt und verdammt - die Antibabypille*. In: H. Quadbeck-Seeger und A. Fischer (Hg.): *Die Babywindel und 34 andere Chemiegeschichten*. Weinheim: Wiley-VCH (Erlebnis Wissenschaft), S. 9-18.

Gesundheitsportal (2019): *Die Pille*. Hg. v. Bundesministerium für Soziales, Gesundheit, Pflege und Konsumentenschutz. Online verfügbar unter https://www.gesundheit.gv.at/leben/sexualitaet/verhuetung/verhuetungsmittel/hormonelle-verhuetung/pille#:~:text=Die%20Pille%20muss%20t%C3%A4glich%20und,Zwischenblutungen%2C%20Spannungsgef%C3%BChl%20in%20den%20Br%C3%BCsten., zuletzt aktualisiert am 03.05.2019, zuletzt geprüft am 11.03.2021.

Goettle, G. (1996): *"Sie waren weiß, grün oder rosa…"*. In: G. Staupe und L. Vieth (Hg.): *Die Pille*. Von der Lust und von der Liebe. 1. Aufl. Berlin: Rowohlt, S. 181-191.

Jütte, R. (2003): *Lust ohne Last*. Geschichte der Empfängnisverhütung von der Antike bis zur Gegenwart. Orig.-Ausg. München: Beck (Beck'sche Reihe, 1511).

Keldenich, B. (2002): *Die Geschichte der Antibabypille von 1960 bis 2000*. Ihre Entwicklung, Verwendung und Bedeutung im Spiegel zweier medizinischer Fachzeitschriften: "Zentralblatt der Gynäkologie" und "Lancet". Zugl.: Aachen, Techn. Hochsch., Diss., 2001. Aachen: Shaker (Berichte aus der Medizin).

Sieg, S. (1996): *"Anovlar" - die erste europäische Pille*. In: G. Staupe und L. Vieth (Hg.): *Die Pille*. Von der Lust und von der Liebe. 1. Aufl. Berlin: Rowohlt, S. 131-144.

Statista (2021a): *Anti-Baby-Pille in Deutschland*. Umfrage von 1963: Legalisierung der Anti-Baby-Pille in Deutschland. Hg. v. IfD Allensbach. Deutschland (Jahrbuch der öffentlichen Meinung 1965 bis 1967, Seite 50). Online verfügbar unter https://de.statista.com/statistik/daten/studie/29143/umfrage/meinung-zur-legalisierung-der-anti-baby-pille-in-deutschland/, zuletzt aktualisiert am 06.03.2021, zuletzt geprüft am 06.03.2021.

Statista (2021b): *Verschlechterung Moral Anti-Baby-Pille.* Umfrage von 1968: Verschlechterung der Moral durch Anti-Baby-Pille. Hg. v. IfD Allensbach. Deutschland (Jahrbuch der
öffentlichen Meinung 1968 bis 1973, Seite 79). Online verfügbar unter https://de.sta-
tista.com/statistik/daten/studie/29145/umfrage/glauben-an-verschlechterung-der-moral-
durch-anti-baby-pille/#professional, zuletzt aktualisiert am 07.03.2021, zuletzt geprüft am
07.03.2021.

Theweleit, K. (1996): *What did we do to our song girl...(boy)...* In: G. Staupe und L. Vieth
(Hg.): *Die Pille. Von der Lust und von der Liebe.* 1. Aufl. Berlin: Rowohlt, S. 21-54.

Wiegratz, I.; Thaler, C. (2011): *Hormonale Kontrazeption - was, wann, für wen?* In: *Deut-
sches Ärzteblatt* (28-29), S. 495–505.

Wolff, M.; Stute, P. (2013): *Gynäkologische Endokrinologie und Reproduktionsmedizin.*
Das Praxisbuch. 1. Aufl. s.l.: Schattauer GmbH Verlag für Medizin und Naturwissenschaf-
ten (Gynäkologie, Urologie, Hebammen).

BEI GRIN MACHT SICH IHR WISSEN BEZAHLT

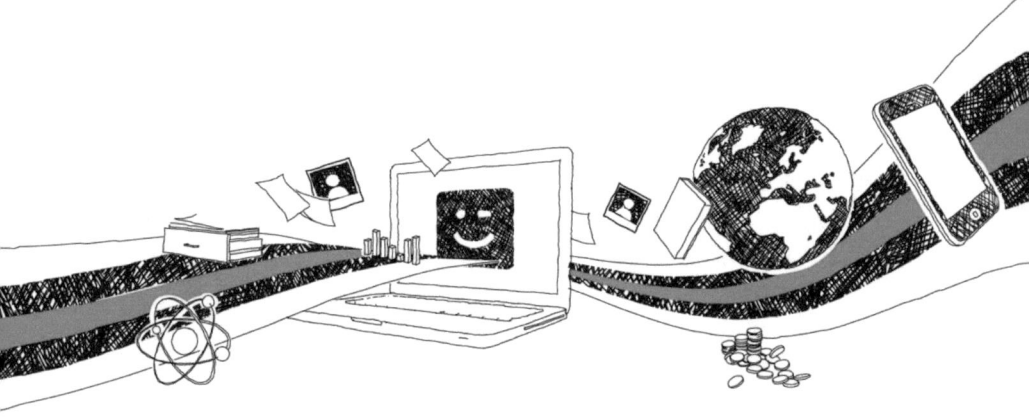

- Wir veröffentlichen Ihre Hausarbeit, Bachelor- und Masterarbeit

- Ihr eigenes eBook und Buch - weltweit in allen wichtigen Shops

- Verdienen Sie an jedem Verkauf

Jetzt bei www.GRIN.com hochladen und kostenlos publizieren

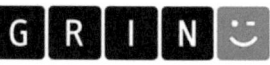